口袋里的皮肤科医生

湿疹

主　编：李福伦
副主编：冯心怡
　　　　段彦娟
编　委：郭冬婕
　　　　郭婉军
　　　　奚若凡
　　　　程淋燕
　　　　刘　欣
　　　　王　怡

U0273005

中国中医药出版社
·北京·

图书在版编目（CIP）数据

湿疹 / 李福伦主编 . — 北京 : 中国中医药出版社，
2022.2
（口袋里的皮肤科医生）
ISBN 978-7-5132-7178-3

Ⅰ . ①湿… Ⅱ . ①李… Ⅲ . 湿疹—诊疗
Ⅳ . ① R758.23

中国版本图书馆 CIP 数据核字（2021）第 191098 号

中国中医药出版社出版
北京经济技术开发区科创十三街 31 号院二区 8 号楼
邮政编码　100176
传真　010-64405721
山东临沂新华印刷物流集团有限责任公司印刷
各地新华书店经销

开本 889×1194　1/24　印张 1.75　字数 22 千字
2022 年 2 月第 1 版　2022 年 2 月第 1 次印刷
书号　ISBN 978-7-5132-7178-3

定价　21.60 元
网址　www.cptcm.com

服 务 热 线　010-64405510
购 书 热 线　010-89535836
维 权 打 假　010-64405753

微信服务号　zgzyycbs
微商城网址　https://kdt.im/LIdUGr
官 方 微 博　http://e.weibo.com/cptcm
天猫旗舰店网址　https://zgzyycbs.tmall.com

丛书简介

　　随着社会经济的发展、人们生活节奏的加快，皮肤病发病率逐年增高。大部分皮肤病虽然不会危及生命，但对患者生活、工作以及人际交往造成严重困扰，影响患者身心健康。

　　本系列丛书旨在向读者科普常见皮肤疾病，通过简单易懂、生动有趣的漫画，让患者和家属了解皮肤病的发病原因、常见表现、基本治疗手段以及日常养护，以期达到提高大众知晓率、消除恐惧以及走出误区的目的。

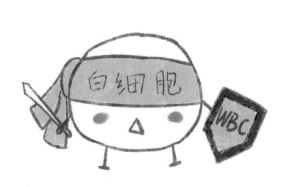
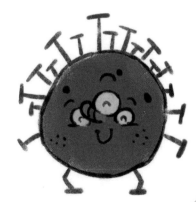

目 录

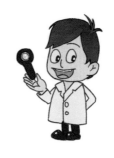

第一章
听说你得了湿疹

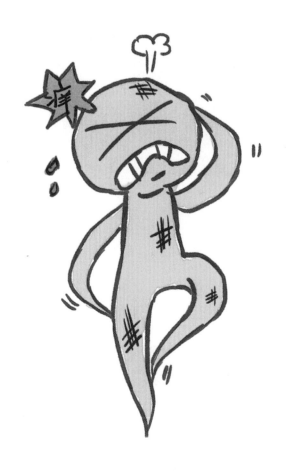

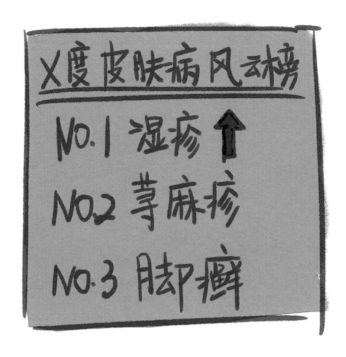

X度皮肤病风云榜
NO.1 湿疹 ↑
NO.2 荨麻疹
NO.3 脚癣

湿疹是由多种内、外因素诱发的炎症性疾病，是皮肤科的常见病、多发病，一般认为与过敏有关，但诱发原因很多，发病机制不清。大部分湿疹归属于特应性皮炎。

湿疹不影响生命却相当影响生活质量。

为什么是我得？为什么总是不好？我该怎么办？会不会传给家人？

每位患者都曾想过这些问题。

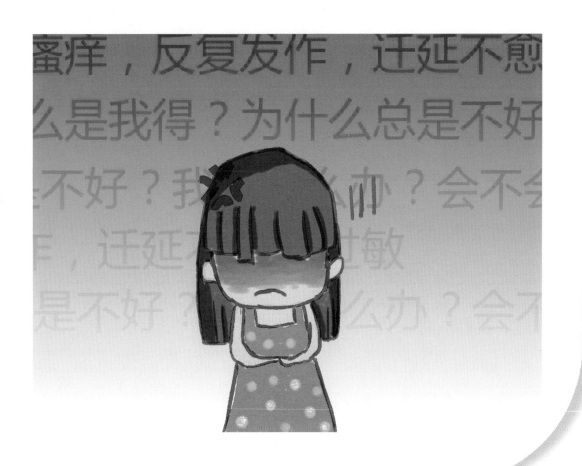

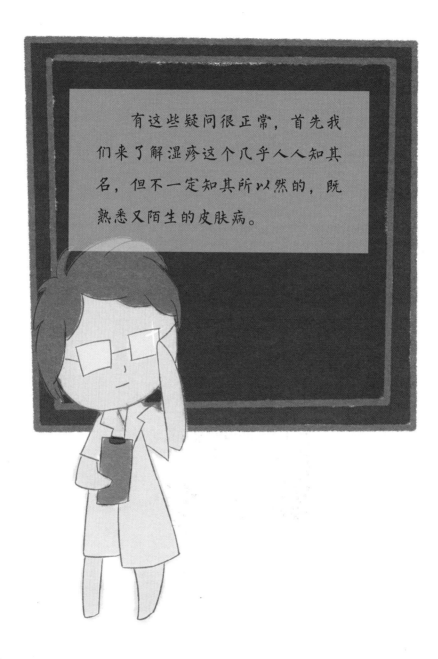

有这些疑问很正常，首先我们来了解湿疹这个几乎人人知其名，但不一定知其所以然的，既熟悉又陌生的皮肤病。

湿疹的"前世今生"

湿疹的英文名为"eczema"，源于公元543年的希腊，意思为"沸腾""冒气泡"，是指一种有渗出倾向的皮肤病。

所以，湿疹的名字最初也是根据皮疹形态取的，那么是不是只是湿哒哒的皮损才叫湿疹呢？

不是的！多样性的皮疹才是湿疹的一大特点。

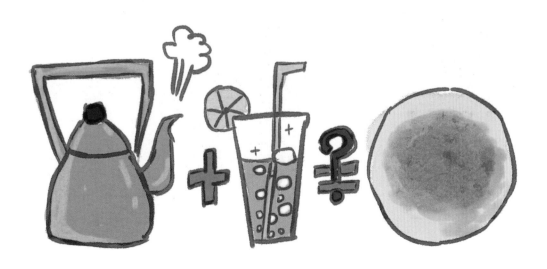

百变湿疹面貌多

　　湿疹的皮疹特点是多形性的，可以有红斑、丘疹、糜烂、渗液，也可以有抓痕、结痂、苔藓化等，这就是为什么同样被诊断为湿疹，而皮疹的形态可能很不一样。

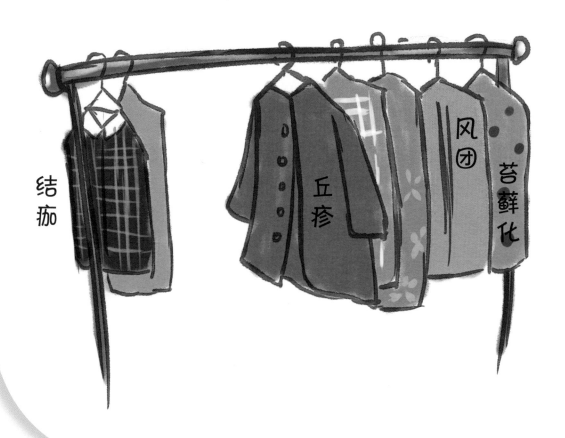

结痂

丘疹

风团

苔藓化

　　根据皮疹的特点，湿疹分为急性湿疹、亚急性湿疹、慢性湿疹。急性期皮损多表现为丘疹、糜烂、渗液，慢性期则多肥厚、粗糙、鳞屑等。

　　湿疹可以发于身体任何部位，如头皮、躯干、四肢、手部、外阴等，皮疹多呈对称性，左右同时发病。

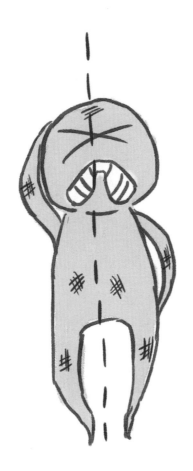

小小湿疹大困扰

痒!

不管是急性湿疹还是慢性湿疹，也不论发生在什么部位，瘙痒是共同的症状，如果在公众场所，那更是有苦难言。

有的患者奇痒难忍，影响睡眠，甚至导致精神焦虑，生活质量下降。

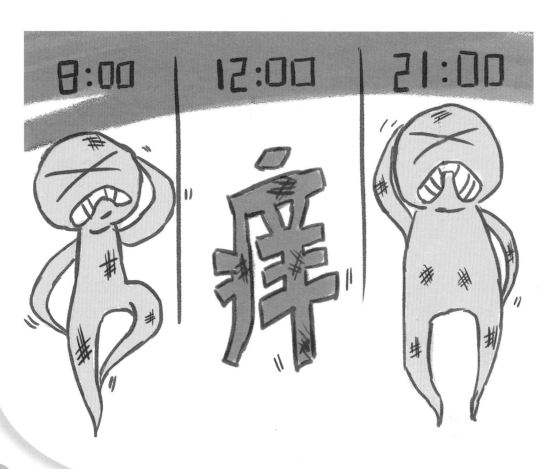

　　湿疹不像感冒,1～2周即可痊愈，要问湿疹什么时候好，还真说不准，皮疹好不容易好了，不定哪天又来了，一些患者反复发作，时好时坏。

　　当然，也有快速消退的湿疹，尤其是急性期得到正确处理的。

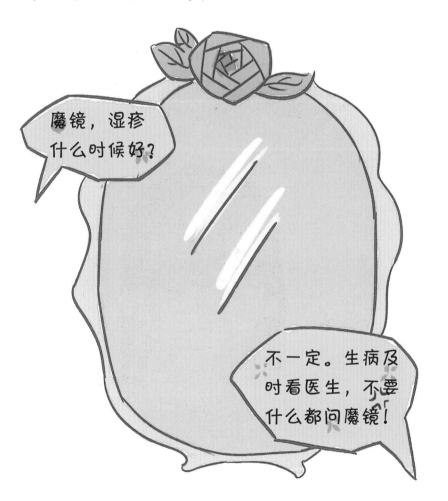

"莫名其妙"得湿疹

很多患者朋友觉得自己"莫名其妙"得了湿疹，工作生活一切照旧，没有特别的原因，为什么就得上湿疹了呢？

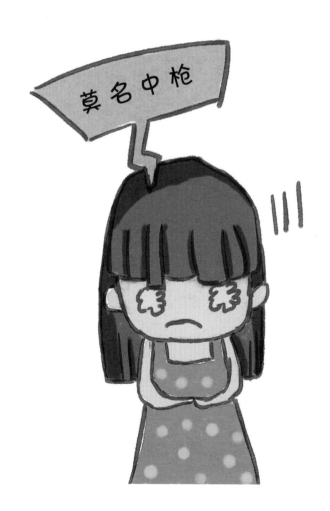

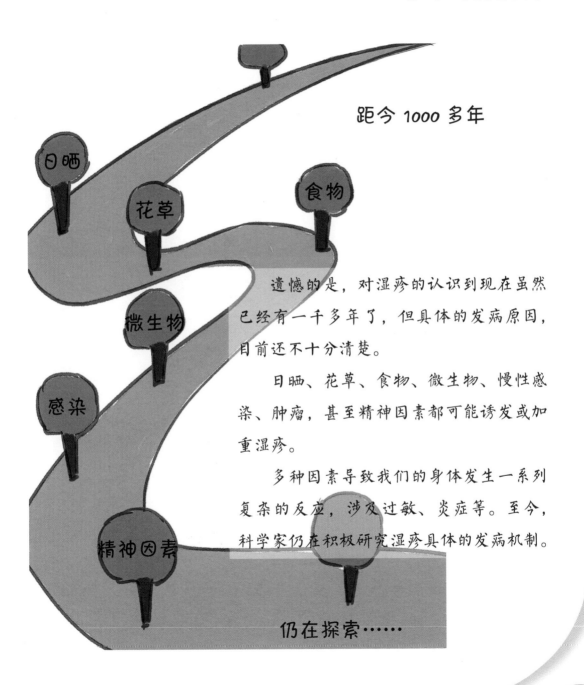

距今 1000 多年

日晒

花草

食物

微生物

感染

精神因素

仍在探索……

遗憾的是，对湿疹的认识到现在虽然已经有一千多年了，但具体的发病原因，目前还不十分清楚。

日晒、花草、食物、微生物、慢性感染、肿瘤，甚至精神因素都可能诱发或加重湿疹。

多种因素导致我们的身体发生一系列复杂的反应，涉及过敏、炎症等。至今，科学家仍在积极研究湿疹具体的发病机制。

反复不愈有"帮凶"

湿疹反复发作，除了元凶不容易找到外，帮凶也很多，不良的生活习惯、不太注意的饮食、过度焦虑的情绪、不太规范的治疗等，都使得本就麻烦的湿疹变得更难缠。

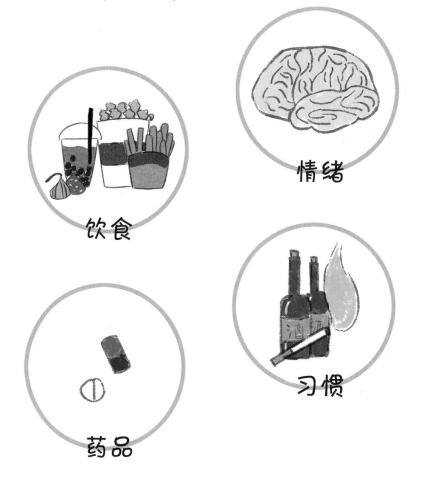

饮食

情绪

药品

习惯

得病最怕"人传人"

　　湿疹会不会传给家人？能不能跟家人一块生活？去公众场合会不会传给他人？发在皮肤上的疾病总会让人有不少疑虑。

　　可以肯定的是，湿疹不会波及别人，湿疹患者可以正常生活、工作、社交。

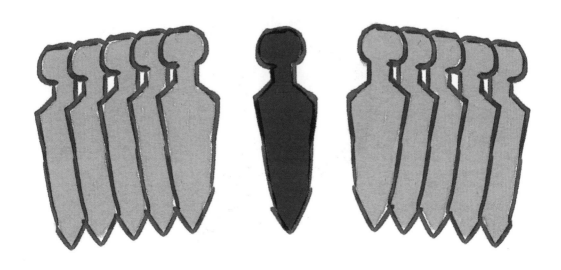

第二章
湿疹这样诊断才靠谱

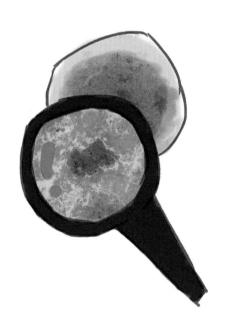

诊断湿疹"金标准"

作为一种常见病，湿疹的诊断并不难，专业医生往往看一眼就能做出诊断。对于一些病程较长，反复不愈，或者诊断有疑问的，医生往往会建议做病理活检，这是皮肤科诊断疾病的金标准。

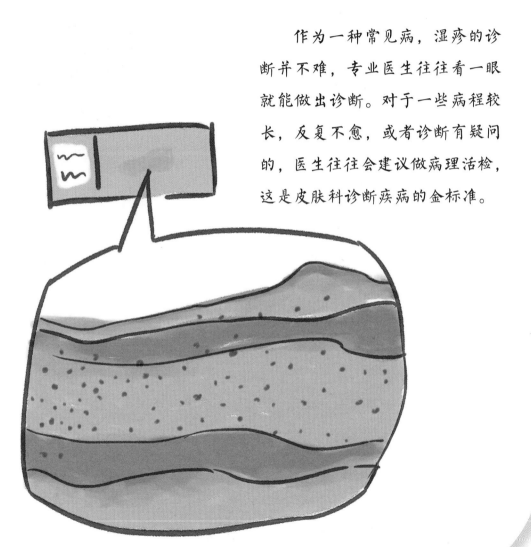

辅助检查帮助大

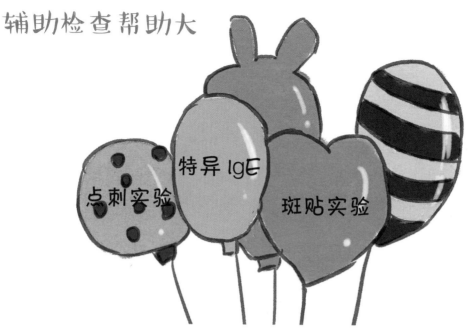

点刺实验

特异 IgE

斑贴实验

湿疹的难不在诊断，难在找原因，常用的辅助检查有检测特异 IgE、斑贴实验、点刺实验等。

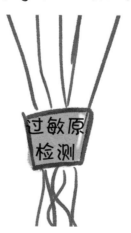

过敏原检测

然而做了这些检测，也不一定能找到真正的病因，有的患者检测出某过敏指数比较高，但自己经常接触，也没问题。所以，如何正确解读过敏原报告，还是请专业医生综合分析。

一些内科疾病，比如慢性感染、肿瘤、消化系统疾病、代谢性疾病等也会引发迁延不愈的湿疹，有时血液的生化检查可能会出现一些异常，必要时还要结合相应的 B 超、CT 等检查。

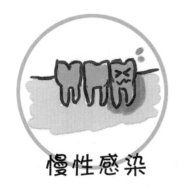

慢性感染

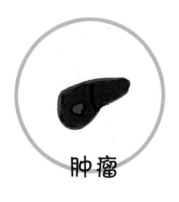

肿瘤

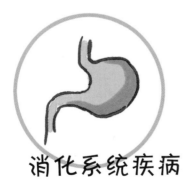

消化系统疾病

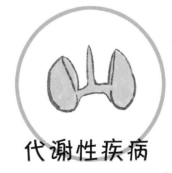

代谢性疾病

第三章
四步攻略战湿疹

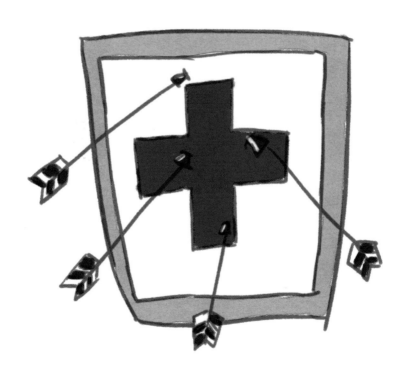

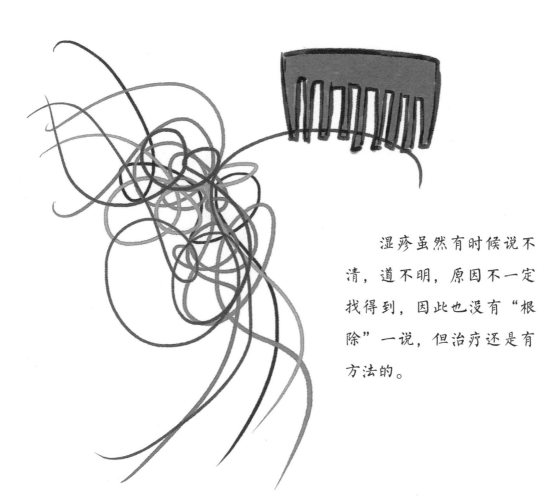

湿疹虽然有时候说不清，道不明，原因不一定找得到，因此也没有"根除"一说，但治疗还是有方法的。

蛛丝马迹寻诱因

既然湿疹是由某些因素诱发，查找诱因就是一项很重要的防治策略，但不能将希望完全寄托于到医院做过敏原检查，自己也要留意诱发或加重的因素。

比如饮酒后瘙痒加重，那饮酒就是因素之一；接触花花草草后诱发皮疹，那花草可能就是诱因……

我们要做生活中的有心人，尽可能地寻找诱发因素，并避免再次接触。

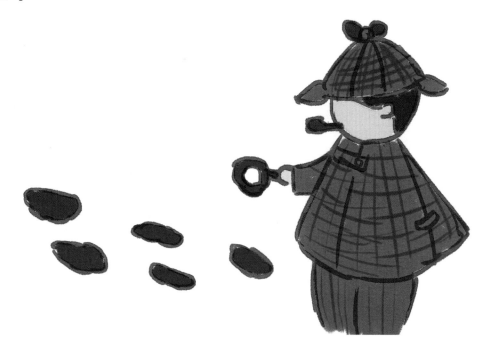

外治皮损起效快

　　对于大多数面积较小，影响不大的湿疹，方便、快捷的外用药还是首选。但不是拿来一种外用药就可以用于所有湿疹，皮疹的表现不同，用药的剂型也不一样。

　　比如皮疹较干燥的时候要用霜剂；有渗出的时候要湿敷；皮疹红肿无渗出时用洗剂……真是看似简单的外用药也有着大学问呐！

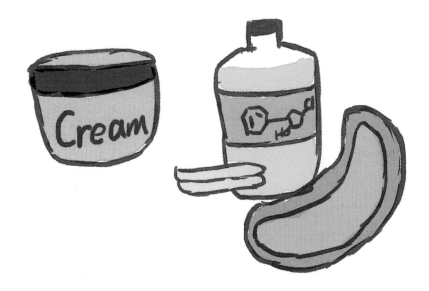

　　激素药膏是湿疹治疗中最常用的外用药膏，种类较多，各有千秋，选择时要根据自身情况和药物特点。

　　不论哪种类型的外用激素药膏，都不能长期大面积使用，如需长期应用，需遵医嘱，以避免可能发生的副作用。

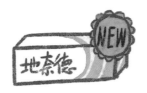

　　地奈德乳膏　成分是地奈德，虽是新兴药物，但受欢迎，适应人群较广，如合并其他菌感染不能单用。

　　糠酸莫米松乳膏　中强效激素，作用强，不良反应少，在皮肤科算"网红"。不过，如有皮肤感染，需与其他药合用。

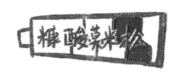

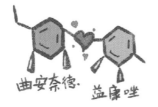

　　曲安奈德益康唑乳膏　复方制剂，含两种成分：曲安奈德和益康唑，因此，除了抗炎，还可以抗真菌，一箭双雕。

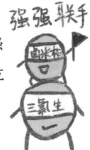

　　卤米松乳膏　强效外用激素药膏，作用快速而强大，还有一个升级版，除含抗炎成分卤米松外，还含抗菌成分三氯生。既有抗炎效果，又有抗菌作用。

系统用药谋策略

如果说外用药讲究的是方式、方法，那么系统用药就要讲策略。

湿疹口服药物以抗过敏为主，一代二代三代的抗过敏药，种类繁多，一般口服一种即可，达不到效果才需要两种配合或交替使用。

口服药物要最大程度止痒，减少搔抓才有利于皮疹好转。然而，这些药物都有程度不等的嗜睡反应，选择时要根据个人情况，将药用到治病且不影响日常工作生活的最佳境界。

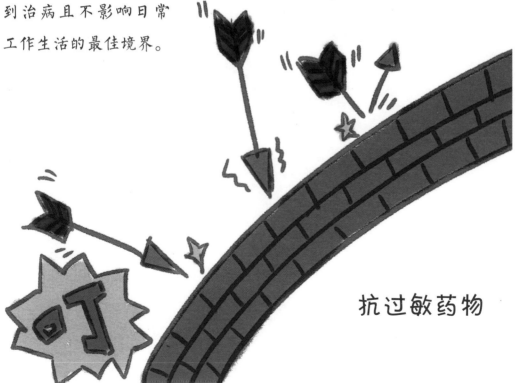

抗过敏药物

治疗湿疹的"核弹"

当然，某些顽固且难以控制的湿疹，医生会考虑雷公藤多苷、糖皮质激素等这些有强大作用，但同时也有禁忌证及相应副作用的药物，这时就需要经验丰富的医生啦！

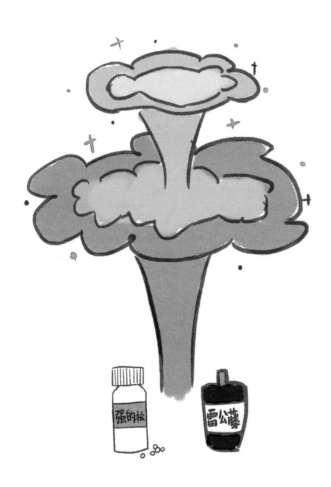

中医治疗优势多

中医药治疗湿疹不可或缺，有中药口服、外洗，还有多种中医特色疗法，比如耳尖放血、穴位刺络拔罐、中药熏蒸、药浴、针灸等等。

口服煎煮中药或颗粒剂时，医生要根据皮疹的形态、发病部位、患者的舌苔、脉象以及整体状况开具不同的处方，学问之深，非一日之功。

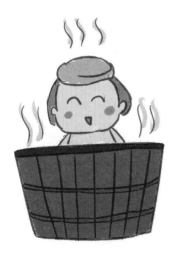

中药外洗是指将几味中药熬水，外洗患处，虽不像内服中药的望闻问切那么讲究，但也要根据不同的皮损表现组合不同的中药，别看是简单的外洗，有时候会起到事半功倍的效果。

中药的熏蒸和药浴，多用于皮疹比较广泛、且反复不愈的患者，如果没有心脏病和呼吸系统疾病，这两种方法还是比较适合的，做完熏蒸和药浴，如果再结合窄谱紫外线照射，止痒效果会更好。

耳尖放血、刺络拔罐、穴位注射、针灸等，用到的是中医针灸学理论，当然，是不是每个患者都适合使用以及该如何针对性的选择穴位，还是要因人而异的。

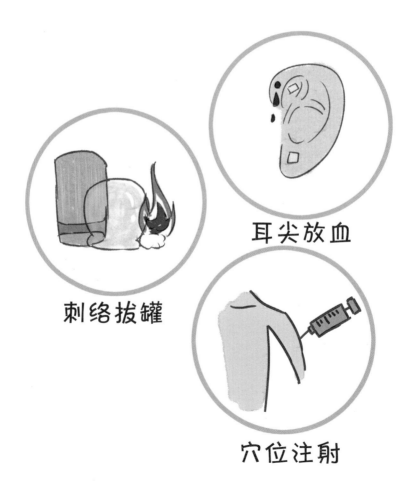

刺络拔罐

耳尖放血

穴位注射

第四章
好药也靠习惯帮

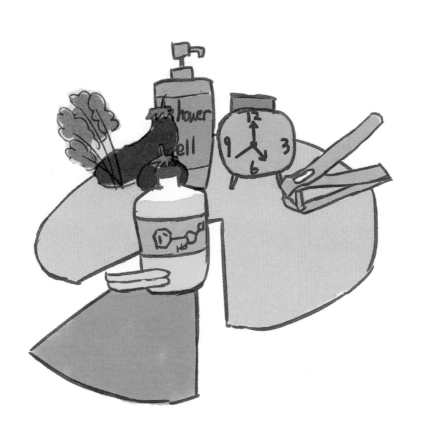

勤剪指甲不挠抓

俗话说，"三分治、七分养"，这句谚语对于湿疹这样一个日常行为习惯会影响到治疗效果的疾病，尤其适用，这里的"养"不仅包括了饮食，还包括了生活习惯。

皮肤屏障就好像保护我们皮肤的一堵墙，它的完好无损，可以使皮肤免受很多外界环境的刺激和激惹，而瘙痒引起的搔抓会破坏皮肤屏障。

过度的搔抓破坏了这堵墙，一有风吹草动，皮肤就有反应，而且细菌等微生物也容易趁机繁殖，引发感染，加重湿疹。因此，管牢手，借助药物配合止痒，防止搔抓。

不良刺激需规避

热水烫洗、过度搓洗都属于不良刺激，虽然这些做法会让你一时很舒服，但都要靠自律避免掉。

在湿疹的发病过程中，尤其是病程较长的时候，都存在皮肤屏障不完整的现象，过度的搓洗、热水烫洗等刺激只会进一步破坏屏障功能，不能为了一时爽，而给治疗带来绊脚石。

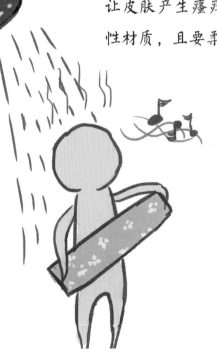

此外，接触皮肤的衣服如果有刺激性，也会让皮肤产生瘙痒等不适，因此贴身衣物应选择棉性材质，且要柔软。

总之，不破坏，不激惹，做到后自然有利于湿疹的好转。

清洁保湿要到位

过度搓洗不对，那么是不是少洗就好呢？不是的。

湿疹皮损处皮肤屏障不完整，容易导致微生物感染，因此要经常换洗衣物，温水冲洗，正确清洁皮肤。

清洁完还要保湿，使用医用保湿剂等有修复作用的护肤品，修护皮肤屏障，外层屏障修复好了，痒觉感受器受到的骚扰就少了。

当然，不是每次涂保湿剂都得清洁皮肤，只是清洁完不要忘了保湿，在什么样的阶段该用保湿剂，以及选择何种保湿剂还得由专业医生指导。

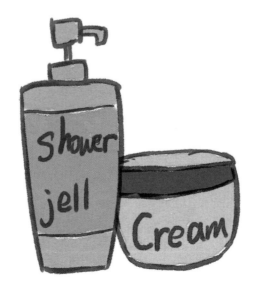

清洁好搭档

哪些发物不能吃

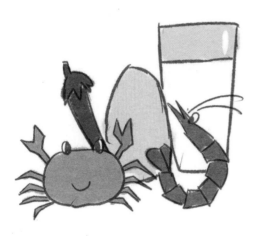

　　除了避开可能诱发的食物外，一些有刺激性的东西，如浓茶、咖啡、酒等也尽量避免，部分患者食用后瘙痒明显，皮损加重。

　　但是如果长期以来对这些东西有依赖性，不管是食用还是停用都和病情没有直接关系，那就另当别论了。毕竟，饮食方面的注意事项还是要因人而异。

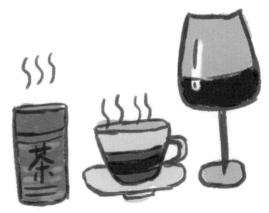

第五章
湿疹小小问答

1. 湿疹传染吗?

不传染。

2. 得了湿疹说明体内湿气很重吗?

不一定，湿疹和湿气重没有直接关联。

3. 饮食已经很注意了，为什么湿疹还是不好?

湿疹的病因复杂，饮食只是其中一种，不要盲目忌嘴。

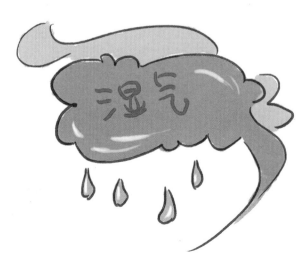

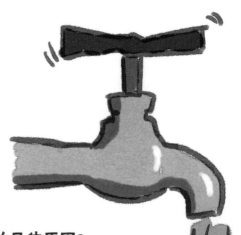

4. 怎么才能知道自己得湿疹的具体原因？

比较困难，多数患者原因不明，需在医生帮助下筛查可能病因。

5. 湿疹用激素药膏是不是会有依赖性？

短期内不会，长期需在专业医生指导下使用，避免发生副作用。

6. 得了湿疹是不是要少碰水？

不是，需使用正确方法清洁皮肤。

7. 得了湿疹会不会留瘢痕？

基本不会，但可能会有暂时性的色素沉着。

8. 湿疹能根治吗?

不能，在一定的诱因下，可能会再次发作。

9. 湿疹会遗传吗?

湿疹不是遗传性疾病，但过敏性体质有遗传倾向。

10. 湿疹不治疗有什么危害吗?

迁延不愈，变为慢性，影响生活质量。

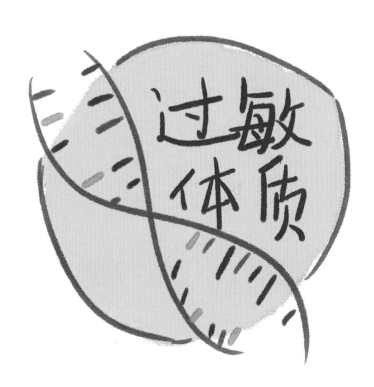